LE GUACO

SES PROPRIÉTÉS CURATIVES

DANS LE TRAITEMENT DES

AFFECTIONS CANCÉREUSES

et la

CARIE DES OS

Par les procédés du D*r* VON SCHMITT

DU COLLÈGE DE NEW-YORK

par le

D*r* A. J. VALTIER

PRIX : 1 FRANC

PARIS

EN VENTE A LA MAISON DE SANTÉ

CHATEAU DE PASY

16, Grande-Rue de Passy, 16

ET CHEZ TOUS LES LIBRAIRES

1880

LE GUACO

et

SES APPLICATIONS D'APRÈS

LES PROCÉDÉS DU Dr VON SCHMiTT

DU

Collège de New-Yorck et de Moscou

PAR

A. J. VALTIER

MÉDECIN OE LA FACULTÉ DE PARIS, Dr DE LA
FACULTÉ D'ŒSSEN

Officier de l'ordre royal de Danemarck, Médaillé de sauvetage
Décoré de la croix commémorative et de la médaille des blessés de Septembre 1830
(Belgique)
Décoré de la croix des Ambulances (1870-1871). etc. etc.

PARIS-AUTEUIL

IMPRIMERIE DES APPRENTIS-ORPHELINS. — ROUSSEL.

40, RUE LA FONTAINE, 40.

LE GUACO

SES PROPRIÉTES CURATIVES

DANS LE TRAITEMENT DES

AFFECTIONS CANCÉREUSES

et la

CARIE DES OS

Par les procédés du D^r VON SCHMITT

DU COLLÉGE DE NEW-YORK

par le

Dr A. J. VALTIER

—

PRIX : 1 FRANC

—

PARIS

EN VENTE A LA MAISON DE SANTÉ

CHATEAU DE PASSY

16, Grande-Rue de Passy, 16

ET CHEZ TOUS LES LIBRAIRES

—

1880

Ayant eu il y a dix ans environ l'occasion de me rencontrer avec le D^r von Schmitt alors que je m'occupais avec le Dr Declat de rechercher les propriétés antistytiques de l'acide phénique et de ses diverses préparations, je fus à même de constater en même temps que le professeur Maisonneuve les heureux résultats obtenus par les applications du Guaco alors que tout autre médicament avait été impuissant dans le traitement des affections cancéreuses. La petite brochure que je livre au public est une traduction de deux ouvrages publiés en Russe et en Anglais à Londres et à Moscou; les idées émises par le D^r von Schmitt m'ont paru nouvelles et intéressantes ; la question du cancer est si grave et si complexe qu'on ne saurait trop faire pour l'élucider. J'ai ajouté à cette nouvelle édition des rapports adressés à M. le ministre de la guerre et je me suis attaché à faire de ce petit livre un manuel le moins savant possible de façon à permettre à tous de le lire et le comprendre.

Paris le 10 *janvier* 1880.

D^r AL. J. VALTIER.

Directeur de la maison de santé spéciale
141 *(bis)* avenue du Trocadéro.

Bien des théories, bien des aphorismes ont vu le jour, depuis l'époque où l'un des plus grands praticiens donnait à ses jeunes élèves le consolant encouragement qui sert d'épigraphe à cette brochure. La science qui, comme le fier Sicambre, adore ce qu'elle a brûlé et brûle ce qu'elle a adoré, ne partage plus toutes les idées médicales de Hufeland, mais elle respecte et fait respecter son principe d'hygiène morale, qui sert de ligne de conduite à tout médecin, indépendamment de sa nationalité et de son école.

Malheureusement, et malgré leurs efforts, les disciples d'Esculape ne sont pas toujours les « dispensateurs de la vie et de la santé.»

Leur bonne volonté est immense, mais leurs ressources sont quelquefois si bornées. Qui de nous, praticiens ou profanes, n'a entendu dire par les plus grandes célébrités de la science médicale : « Contre une affection de ce genre, le remède n'existe pas, il n'est indiqué en aucun formulaire. » Dans cette circonstance, le rôle de médecin se réduit à celui d'observateur, et ses seuls efforts, étant persuadé de son impuissance à guérir la maladie, doivent tendre à diminuer le plus possible les souffrances causées par ses diverses manifestations.

Cependant il faut prescrire quelque chose, quelque médicament, les malades n'aimant pas la méthode médicale dite d'expectation, et le devoir du médecin vraiment digne de ce nom étant de ne jamais désespérer son malade. Le professeur Behier, aimait à dire : « Un traitement simplement moral m'a souvent réussi. » Mais hélas ! ce traitement qui réussit dans les affections nerveuses ou dans celles compliquées d'accidents intéressant ce système, ne peut rien contre les affections que l'on a englobées sous le nom de chirurgicales, en semblant dire qu'il fallait, pour les combattre, employer le seul scalpel et ses adjuvants.

C'est triste à avouer, cependant c'est vrai ; qu'on eut pu faire dans l'art de guérir ces affections quelques progrès sensibles, si la routine n'eût pesé de toutes ses forces sur la conscience et la bonne volonté des médecins. Il y a des déclarations de princes de la science qui font article de loi pour leurs élèves et les élèves de ceux-ci : *Magister dixit*. Ce qui a été déclaré incurable par un chef d'école reste incurable dans la pensée des disciples, et où le maître n'a pas obtenu de résultat, il leur semble inutile de tenter un essai, même une recherche.

La science de guérir ne doit pas avoir de ces admirations-là. Si le maître fut savant, le disciple peut le devenir encore plus, car la science fait toujours des pas en avant et sa devise est *Progrès*, c'est pourquoi c'est la science. Que nos jeunes collègues l'avouent : quel n'a pas été leur découragement quand ils se sont dit, en présence de certains cas : « Je ne peux rien, on ne m'a rien enseigné pour rendre de vrais services ; en ces circonstances les secours de l'art et de la nature que j'interroge ne me présentent rien d'efficace et j'interroge en vain. » — Non, la nature n'est jamais muette, on peut mal comprendre ses réponses ou mettre de longues années, quelquefois des siècles, à en saisir le sens ; interrogeons-la toujours, et quand même. Quel sera notre immense courage quand nous aurons découvert par notre patience un de ces trésors prodigieux qu'elle semble cacher, mais qui n'étaient cachés que pour nous, que d'autres connaissaient déjà, ou que d'autres eussent connus après nous.

L'illustre maître dont nous avons cité quelques mots en épigraphe à la tête de cette courte Notice, disait ailleurs : « Nous avons d'autres noms, d'autres dénominations de maladies, de nouvelles opi-

nions et de nouveaux médicaments, d'autres défi-
nitions ; nous ne gardons rien des siècles passés ;
mais l'art médical n'a pas varié, la nature ne
changeant pas, et aujourd'hui, comme du temps
d'Hippocrate, pour faire un savant médecin, il faut
et il faudra toujours les mêmes qualités. »

Ces qualités on peut à mon point de vue, les
résumer en une seule : l'observation. Pénétré de ce
principe, et étant à même, comme médecin de
marine, de le mettre en action, je saisis l'occasion
qui s'offrait à moi, pendant un long séjour en
Bosnie, à Batavia, à Bornéo, en Chine, au Japon et
en Amérique, pour observer la nature et les ressources qu'en tiraient les naturels de ces différents
pays. Parmi tous les médicaments employés et
dont les effets étaient indéniables, celui qui me
frappa le plus fut le Guaco ; car cette plante et ses
diverses préparations agirent devant moi avec efficacité sur une centaine d'affections que je croyais
incurables, d'après le principe aussi faux que mé-
prisable : *Magister dixit.*

Le mot incurable devint alors pour moi un de
ceux que l'on ne doit pas admettre sans conteste et
qui, je demande pardon si je parais exagérer, dans
les siècles futurs sera complétement rayé des dic-
tionnaires, au moins dans le sens complet qu'on
lui donne aujourd'hui. En effet, grâce au Guaco,
j'avais vu guérir de ces affections terribles contre
lesquelles les plus savantes opérations restent

sans puissance, malgré la science et la pratique du chirurgien. Je m'appliquai à connaître le Guaco, d'autant plus facilement que j'habitais les lieux où croît cette plante et où l'on se servait de ses propriétés depuis un temps si long qu'on ne saurait le déterminer.

Dès que j'eus bien connu le Guaco, et profité des leçons qui m'étaient données par l'expérience des indigènes, je m'empressai de revenir en Europe afin de faire profiter l'humanité du fruit de mes travaux et de ma propre expérience, acquise dans le traitement d'un nombre incalculable de malades et la constatation de résultats inespérés, avec la ferme intention de donner à ma découverte la plus large publicité, afin que tous puissent en profiter.

Si pénibles qu'aient été mes efforts, j'en ai une grande récompense dans la conviction intime du bien que j'ai fait et dans les remerciements que m'adressent ceux qui disent que je leur ai rendu la vie ou que je la leur ai faite possible.

Dès l'apparition de ce nouveau médicament, de ces préparations nouvelles en Europe, des critiques de toutes sortes m'assaillirent ; la presse médicale prit fait et cause, soit pour moi, soit contre mon Guaco ; on diminua mes heureux résultats quand on ne put les renier ; d'autres les éxagérèrent, peu dirent la vérité. L'opinion du public était suspendue ou embrouillée, c'est ce qui me fit écrire cette modeste brochure pour réduire les choses à leur simple expression et traiter en deux mots, bien que complétement, une matière aussi importante; bien que, depuis quelques temps la critique soit devenue impartiale à l'égard de mon procédé.

Ce qui m'a toujours vivement étonné, ainsi que bien d'autres probablement, c'est que plus l'art médical fait de progrès dans la diagnose, moins on s'occupe de la matière médicale; on semble être assez savant quand on connaît le mal et qu'on peut le dénominer sans conteste, et l'on méprise la médication; d'un côté un incontestable progrès, de l'autre, rien, le *statu quo* ou plutôt la décadence; formuler, connaître les médicaments, semble pour bon nombre de médecins et non des moins célèbres, être l'affaire d'un pharmacien. En outre, ce qui était accepté comme remède efficace est rejeté ou ridiculisé; ce qui est nouveau, l'un l'adopte, l'autre le ridiculise; de là le chaos pour le jeune médecin, qui ne sait qui il doit croire; le doute pour le public, qui ne comprend pas que la lumière vienne de ces discussions scientifiques.

Le résultat le plus déplorable est le scepticisme médical, le mépris du médicament, tant pour le médecin que pour le malade.

Loin d'être partisan de l'ordonnance quand même, je pratique depuis assez longtemps pour pouvoir dire que si l'on ne guérit pas toujours, on peut toujours soulager, et que si les médecins connaissaient mieux leur matière médicale, aidés par leur science du diagnostic par leur savoir dans les sciences physiques et chimiques, ils guériraient plus souvent, et c'est là, si je ne me trompe, le but que se propose le médecin.

Celui qui le premier a dit que les remèdes n'étaient rien, a assumé sur lui une bien lourde responsabilité, et le médecin qui est persuadé de l'inefficacité des substances tirées des différents règnes devrait ne plus voir de malades, car presque toujours l'opinion du médecin déteint sur le patient, et, en tout cas, si elle est peu favorable à sa guérison, le démoralise et ajoute à son mal une entité, une complication de plus.

C'est ce nihilisme des médecins et leur doute sur l'efficacité de la plupart des remèdes qui a produit cette triste disproportion entre la profession théorique et pratique, entre la science et l'action, entre la connaissance ou le diagnostic de la maladie et le pouvoir d'y remédier. On s'occupe, avant tout, de la diagnose, qui ne donne aucun secours au malade, et on oublie que le but de la science est de guérir ou d'adoucir le mal ; que c'est déjà une tâche bien digne et bien glorieuse pour tout médecin de faire cesser ou calmer les souffrances, même quand on ne peut complétement guérir le mal.

Que de fois, hélas, ai-je vu un médecin, célèbre poutant, mais adonné au nihilisme médical, refuser, auprès d'un malade, toute action thérapeutique, bien que j'eusse la conviction inébranlable de l'influence salutaire, dans ces cas, de mes préparations et la certitude indiscutable du parfait résultat de leur application !

Mais souvent aussi, grâce à Dieu, j'ai réussi à vaincre le nihilisme et le scepticisme thérapeutique. Les hommes célèbres par leur science se prononcèrent, après examen, en faveur de mon traitement et l'employèrent avec succès dans diverses circonstances.

Je citerai leurs noms en leur adressant ici l'hommage de ma profonde gratitude, ce sont : M. Blanchard Jerold, à Londres ; le professeur O. Heifelder, conseiller d'Etat actuel, qui l'appliqua sur une grande échelle à l'hôpital militaire de Saint-Siméon, à Saint-Pétersbourg ; le docteur Strohbinder, de Moscou ; le docteur et commandeur A. de Weinberg ; l'inspecteur médical et conseiller d'Etat, docteur Kuhlewein, de Saint-Pétersbourg ; le docteur Blum, et tant d'autres qui, par la parole et par leurs écrits, prirent la défense de mon traitement, le propagèrent et démontrèrent que, dans les cas même les plus désespérés, mes préparations de Guaco avaient produit les résultats les plus excellents et les plus concluants. Je cite plus loin quelques-uns des témoignages et certificats de ces messieurs. Non-seulement en Russie, mais en Angleterre, en Autriche, en Allemagne et en Italie, mes préparations de Guaco furent approuvées par les sommités de la science médicale.

En France, après des expériences faites dans les hôpitaux de Paris, mes efforts furent récompensés par les précieuses approbations d'hommes illustres, tels que Nélaton, Ricord, Maisonneuve et Frebault.

Il est vrai qu'il est difficile d'expliquer l'action physiologique des préparations du Guaco. Dans tous les cas, sa valeur ne peut en être amoindrie en face des résultats brillants que j'ai obtenus ainsi que ceux qui les ont employées.

La preuve palpable et vivante parle plus haut que toute explication scientifique. Cette preuve palpable et vivante est le grand nombre de personnes auxquelles j'ai rendu la santé. La voix de ceux à qui j'ai conservé la vie et que j'ai délivrés de leurs souffrances, s'élève hautement en ma faveur. Que l'on ne dise pas que tel ou tel malade, que je cite comme exemple, ne présentait à mes soins que des cas peu dangereux ; qu'on s'était trompé dans le diagnostic et que j'avais un rôle bien facile ; mais plutôt qu'on examine, qu'on se persuade soi-même en prenant, en essayant mes préparations de Guaco, que je recommande avec instance à l'examen pratique des hommes compétents.

LE GUACO

Le *Mikania Guaco* ou *Huaco*. — *Eupatorium satureiœ folium* L. (*Eupatoriacées*, selon certains auteurs, *Astéroïdées*, selon d'autres), appartient à un genre de plantes dont on trouve dans l'Amérique centrale, l'Amérique du Sud et les Indes Occidentales, une soixantaine de variétés qui sont indifféremment livrées dans le commerce sous le nom de Guaco.

Depuis les temps les plus reculés, les habitants des pays où croit cette plante, et principalement et plus anciennement encore, s'il est possible, ceux de la Colombie, de l'Inde centrale, de la Malaisie et les riverains du Magdalena, employaient la sève du *Huaco* pour soigner les plaies causées par la morsure des serpents venimeux. Actuellement, ils se frictionnent dans ces cas avec le produit de la racine distillée dans l'eau-de-vie ou avec le suc mêlé de rhum.

C'est grâce aux heureux résultats que l'on obtient presque toujours quand on emploie à temps ces préparations, que les Indiens professent pour le Guaco une vénération profonde. Aujourd'hui, ils ne s'en servent pas seulement dans le traitement des plaies venimeuses, mais encore contre les ulcères de mauvaise nature, la syphilis, les tumeurs malignes, les affections de l'estomac, des intestins, du foie et des reins.

Le docteur Mutis, de Santa-Fé, fit le premier scientifiquement connaître les propriétés du Guaco. Ses opinions furent confirmées par les travaux de De Humboldt et de Bonpland ; Fauré trouva dans les tiges et les feuilles de cette plante une substance résinoïde amère : la Guacine. Vicent Gomez l'employait contre la syphilis, Harvkings contre la rage et dans le traitement des rhumatismes.

Dans le commerce, on substitue souvent au Guaco des tiges d'Aristolochées, ou des *Pareira brava*.

Suivant Guibourt, les plantes fortement aromatiques que l'on a employées sous le nom de Guaco, appartiennent toutes au genre *Aristolochia*, et celle qui forme encore la majeure partie du Guaco commercial est *l'A. cymbifera*, connue au Brésil sous le nom de *Millomeus*.

Dupiney de Vorrepierre, dit qu'on applique le nom de Guaco à une sorte de *Convolvulus*, à une Aristoloche et à une Composée.

J'ai observé attentivement toutes les plantes de ces familles, leurs variétés et leurs espèces, et j'ai toujours remarqué que les propriétés curatives se rencontrent plus actives dans la variété qui se distingue par une couleur toute spéciale, d'un jaune verdâtre, presque brun.

Dès le xvie siècle, le Guaco fut employé par les médecins d'Europe, selon les données imparfaites recueillies aux Indes par les médecins qui y avaient accompagné les expéditions.

Mutis, Ker Porter, Mentoza et bien d'autres, avaient une foi complète dans ses propriétés médicales; Chabert et Pritchard l'employaient contre le choléra; Pavela et Gomer nous apprirent que le Guaco fait perdre au virus siphilitique sa force de contagion.

Dans une monographie du Guaco, ouvrage publié en France et traduit en russe et en allemand, j'avais accumulé de nombreux témoignages de malades abandonnés par les médecins esclaves de la routine, qui désespéraient alors d'obtenir même un mince soulagement, et qui, après s'être confiés, sans trop d'espoir en commençant il est vrai, à mon traitement par le Guaco, sans aucune opération et avec suppression presque immédiate de la douleur, sont sortis de chez moi sinon radicalement guéris, au moins pour ceux que le sort avait peu favorisés, ou qui s'étaient adressés trop tard à ma méthode, dans un état qui leur rendait la vie possible et facilement supportable.

Je n'ai pas voulu citer ces lettres trop élogieuses ni même celles plus nombreuses qui m'ont été adressées spontanément par mes anciens malades.

D'illustres personnages ont bien voulu me patronner, et m'ont accordé leur confiance, qu'ils me prouvent chaque jour en envoyant près de moi les malades auxquels ils s'intéressent.

DU CANCER

ET DES AFFECTIONS CANCÉREUSES

Sous le nom de Tumeurs malignes ou cancéreuses nous devons comprendre, d'après Fort et les pathologistes de notre temps : « des Tumeurs à marche assez rapide, à surface irrégulière et souvent bosselée, déterminant l'engorgement des ganglions lymphathiques correspondants et une altération générale de l'économie donnant lieu à des douleurs spontanées et à la pression, se généralisant récidivant sur place ou à distance après leur ablation. » —

Cette difinition nous paraît la plus complète; c'est pourquoi nous l' optons sans faire aucune réserve, tout en faisant remarquer que les manifestations des affections cancéreuses sont complexes et ne peuvent *toujours* rentrer dans un cadre fait à l'avance et dogmatiquement défini.

Raspail que l'on à probablement trop décrié et trop méconnu et qui s'est laissé entrainer trop loin dans la théorie parasitaire a confondu les cellules spéciales dont nous aurons à parler avec les animaux spéciaux pour lui qu'il appelait le *cancer*.

« *Manuel de la santé* par F. V. Raspail. — 299. Cancer 214.

Etymologie : Cancer mot latin qui signifie *cancre crabe* et autre *crustacé;* on a donné ce nom aux organes parasites qui nous occupent parce qu'en certaines circonstances ils offrent avec la forme des crabes une certaine analogie plus ou moins éloignée d'aspect par le développement de rayonnements vasculaires et en lames de conteau qui se dessinent sur les surfaces ambiantes de la peau. »

Si Raspail vivait encore il eut, espérons-le, fait disparaître ces quelques lignes même, de son manuel ; il avait étudié le cancer, toujours se basant sur de fausses assises et avait donné le résultat de ses études dans différents articles insérés dans la « *Revue complétementaire des Sciences,* Tome i à vi. »

Depuis que les Robin, les Virchow et tant d'autres qui ont marché sur leurs traces ou les ont aidé dans leurs travaux ont fait de la science micrographique et de l'anatomie pathologique une chose indiscutable, les anciennes erreurs ne peuvent plus avoir cours. Pour tous ceux qui pratiquent et qui ont été à même de le voir, ce qui est bien facile, la tumeur cancéreuse est formée de deux parties organiques spéciales : la *trame*, partie solide et le *suc cancéreux* enfermé dans cette trame ou en exsudant.

La forme de la trame n'a rien de défini : élément morbide elle s'insinue où elle peut par les issues qui lui sont le plus facilement ouvertes; cette trame est constituée par les éléments du tissu conjonctif à ses différentes périodes d'évolutions.

Une classification des cancers a été basée sur la différence existant entre la forme, l'épaisseur et la résistance des cellules cancéreuses.

Le suc cancéreux qui remplit l'intérieur des parois formées par la trame est un liquide opalescent ou latescent qui forme avec l'eau une émulsion complète. Dans ce suc on trouve la *véritable cellule cancéreuse* dont on avait nié jadis l'existence. « Cet élément est remarquable par *la multiplicité de sa forme, l'irrégularité de ses contours.* »

Les cellules cancéreuses sont *sphériques* ou *ovalaires;* quelques-unes ont des prolongements multiples; on en observe de *fusiformes.* Il y en a qui échappent à toute description.

Ces cellules possèdent de 1 à 6 noyaux volumineux, contenant eux-mêmes 1 à 3 nucléoles brillants. — Les cellules cancéreuses n'ont pas de caractères particuliers : ce sont des corpuscules de tissu conjonctif en prolifération — Fort »

Velpeau prétend que la cellule cancéreuse n'est pas l'élément spécifique du Cancer — que dans des tumeurs indubitablement cancéreuses on ne rencontre quelquefois pas de ces cellules — et que des cellules à forme cancéreuse ont été rencontrées dans des tumeurs dont la marche et l'évolution permettaient de dire qu'elles n'étaient pas cancéreuses.

Mais la plupart des micrographes nient que l'on doive donner le nom de cancer à une tumeur où l'on ne rencontre pas la cellule cancéreuse.

Quoi qu'il en soit, d'après ce qu'une longue pratique nous permet d'affirmer, la présence de la *cellule cancéreuse* dans toute tumeur est un signe diagnostique infaillible car nous sommes persuadés aujourd'hui qu'elle ne se rencontre que là où il y a cancer vrai.

La gravité du cancer, ses variétés sont dépendantes de la façon dont ces cellules se comportent entre elles et se développent. Un des premiers, le professeur Bennett a dit : « ce qui fait que les opérations chirurgicales sont inutiles dans le traitement d'un cancer dont on cherche la guérison, c'est que les cellules s'insinuent dans les fibres musculaires pour se reproduire sans cesse selon la loi d'évolution et que là il est impossible de reconnaitre les dégàts et les progrès qu'elles peuvent faire : donc en enlevant une partie malade on a bien enlevé un grand nombre de cellules, mais derrière celles-là il en reste encore pour reproduire la même affection. »

Depuis bien longtemps déjà la tumeur maligne a pour principal signe diagnostique sa reproduction après l'ablation.

La production de cette cellule morbide est-elle due à une affection générale (peu probable) ou à une influence locale constitutionnelle? — Nombre de savants ont admis l'une et l'autre hypothèse, il est donc difficile de se faire à ce sujet une opinion bien inébranlable qui n'a d'ailleurs aucun intérêt au point de vue du traitement ; cependant on doit admettre qu'il y a toujours, et toutes les fois qu'il y a tumeur maligne, *prédisposition* du sujet à subir le développement de la cellule cancéreuse, et qu'il y a *toujours* eu primitivement un trouble de la nutrition des tissus. Ce trouble de la nutrition ne se fait quelque-fois pas voir à l'extérieur de l'individu atteint même depuis un temps assez long, d'une tumeur maligne, il en est qui semblent résister longtemps à l'invasion des troubles cachexiques, mais cela n'empêche pas qu'il y a toujours dès le principe, dès qu'il s'est formé une *première cellule cancéreuse*, trouble altérant de la nutrition.

Le Cancer n'est pas contagieux ni par le contact, ni par l'inoculation du suc. J'ai fait avec le concours de nombreux spécialistes des expériences convaincantes à ce sujet. A Langenbeck, entre autres, j'ai injecté dans les glandes de plusieurs chiens des cellules cancéreuses avec la trame et le suc. Il ne s'est rien produit d'anormal, après un temps tellement long que les contradicteurs les plus acharnés ne pouvaient faire que s'incliner devant la force des faits.

Le docteur Tanner a fait de remarquables recher_ches sur la relation qui paraît exister entre le développement du Cancer et la phthisie. « Il y a quelques annés déjà, dit-il, (1873) en écoutant le récit de nombreuses malades atteintes de Cancer à l'utérus, j'ai été frappé de les entendre dire si fréquemment que la plupart de leurs parents étaient morts de la phthisie.

Ce fait excita vivement mon attention : je fis de minutieuses recherches dans tous les cas de Carcinôme que je rencontrai, et je dois avouer que dans ces cas j'ai trouvé beaucoup plus d'antécédents cancéreux que phthisiques. » Malgré cela il y a très souvent une relation entre ces deux troubles de la nutrition et en tous cas co-existence, même dans certains cas les tubercules localisés dans un organe abdominal peuvent tromper le diagnostic au point de les faire prendre pour une affection cancéreuse.

En tous cas la phthisie après un certain temps

d'invasion de la tumeur maligne provient de la cachexie consécutive.

Il y aurait aussi à faire une curieuse étude sur la fréquence des affections cancéreuses chez les scrofuleux.

Ce qui différencie les tumeurs malignes des tumeurs bénignes ou protolasmas sans récidive c'est d'abord la *Non récidive* en cas d'enlèvement, leur marche lente qui ne détermine pas l'inflammation ganglionnaire avoisinante ou correspondante, leur consistance uniforme, le manque de douleurs à la pression, l'absence de douleurs lancinantes ou spontanées, puis enfin l'état du malade qui n'a ni altération, ni émaciation, ni décoloration morbide.

La forme des tumeurs bénignes peut varier et à leur aspect, sauf dans des cas faciles, il est presque impossible à un praticien de porter un diagnostic sûr.

Aü début les tumeurs malignes qui se développent lentement apportent peu de troubles dans les différentes fonctions de l'organisme.

Dès que la tumeur a acquis un certain développement, elle présente comme caractère, la dureté, l'irrégularité, par endroits elle est comme bosselée, dans d'autres, elle présente des fluctuations.

Cette tumeur est le siège de douleurs lancinantes qui reviennent à intervalles presque réguliers dans certains cas, mais pas toujours et plus souvent la nuit que le jour et au commencement de la soirée ces tumeurs sont douloureuses à la pression qui change quelquefois les douleurs lancinantes en douleurs fixes pour un temps plus ou moins long.

La tumeur est le plus souvent adhérente ou du moins se laisse difficilement rouler sous la peau ou au milieu des tissus qu'elle entraîne dans les mouvements qui lui sont communiqués. Cette immobilité est presque toujours due à des ramifications profondes ou racines; leur contour est irrégulier, il est difficile d'en voir la limite, l'adhérence de la tumeur à la peau est cause de la dilatation des veines qui sont placées au-dessus et autour.

La peau s'amincit et se perfore après un temps plus ou moins long très variable selon les sujets et le genre du cancer qu'ils subissent. L'ouverture de la peau est ulcérée et tend à s'élargir ; les cellules cancéreuses se forment en masses bourgeonnantes *en champignons.* L'ulcération est recouverte de bourgeons saillants, mamelonnés vasculaires qui laissent écouler un liquide séro-purulent, d'une odeur fétide que l'on appelle faussement suc cancéreux. Les pathologistes, les désignent aussi : sous le nom d'Ichor.

Des hémorhagies se produisent dans les bourgeons ulcérés, elles sont plus ou moins fréquentes, plus ou moins graves.

Ordinairement, quelques mois après l'apparition de la tumeur maligne, qu'elle soit ulcérée ou non,

il se produit l'inflammation des ganglions lymphatiques avoisinants qui deviennent durs, doulou-
reux, volumineux, envahis par la matière cancéreuse.

Le symptôme le plus grave et qui malheureusement semble fatal si le mal n'est pas enrayé, c'est
la cachexie. Son début est appréciable peu après
l'infection des lymphatiques, les malades affaiblis
maigrissent, deviennent jaunâtres; l'anémie est
considérable, les diarrhés fréquentes.

Il y a dans la marche des tumeurs malignes,
trois périodes caractérisées : la première par des
symptômes locaux, la deuxième par l'invasion de
la maladie dans les ganglions, la troisième commence à l'apparition de la cachexie.

Laissées à elles-mêmes ou sans soins spéciaux,
ces tumeurs durent plus ou moins longtemps avant
d'amener la mort; mais on a généralement adapté
le terme moyen de deux ans, qui peut varier selon
les circonstances accidentelles, les influences morales ou de milieu et surtout la prédisposition indi-
viduelle.

Quelles sont les causes du cancer? Beaucoup en
ont cherché; quelques-uns ont cru en trouver. Je
dois avouer que, pour moi, la cause *vraie*, la cause
première m'est complètement inconnue. Les pathologistes et les micrographes les plus autorisés nous
disent que le cancer dépend d'une altération constitutionnelle; mais cette explication ne fait que re-

culer la solution du problème formulé en ces termes : d'où vient le cancer? sans le résoudre.

« Je crois, dit James Paget, dans ses conférences publiques sur la pathologie externe, que les tumeurs malignes, autrement dit cancéreuses, sont les manifestations locales d'une affection spéciale du sang dans lequel circule le principe morbide qui se reproduit. »

Affections morales. — Une des grandes causes prédisposantes des affections cancéreuses rentre dans le domaine moral. C'est presque toujours après avoir éprouvé une grande douleur, une peine très vive, la perte d'un parent aimé, d'une fortune péniblement et laborieusement acquise, que le malade prédisposé déjà à l'affection cancéreuse voit s'en manifester les premiers symptômes. Sir Astley Cooper écrit dans son traité de pathologie à l'article : Maladies de poitrine « Une des causes les plus fréquentes est le chagrin, la peur, l'excès de tension d'esprit qui arrêtent les secrétions, produisent des fièvres enflammatoires et deviennent les précurseurs de l'affection tuberculeuse et cancéreuse. »

Sexe. — Les femmes chez lesquelles le système glandulaire est plus développé sont beaucoup plus sujettes que les hommes aux maladies cancéreuses.

On peut même dire qu'elles le sont dans la proportion de 3 pour 1.

Les vieilles filles et les femmes mariées qui n'ont

pas eu d'enfants sont plus sujettes aux affections cancéreuses du sein que celles qui ont eu de nombreux enfants.

Souvent les cancers de la matrice sont dus à la continence, cependant il ne faudrait pas exagérer l'importance de cette cause.

De nombreux médecins ont observés que la période de la *Menepose* prédisposait aux affections cancéreuses : en effet, chez les femmes c'est le plus souvent à cet âge que l'on voit survenir les accidents dus à cette infection.

Age. — Pour donner la proportion des malades atteints d'affections cancéreuses dans les différents âges de la vie, je n'ai à mieux faire qu'à reproduire un tableau statistique imprimé dans la 2me édition anglaise de ma notice sur le traitement du cancer. (*)

(*) Ou the curability of cancer and its médical treatment without surgical operation by Dr. G. Von Schmitt. London Simpkin Marshall et co., Stationners hall court; and C. Mitchell 210, Red Lion Court, flect Strett 1873.

AGE	MORTS	HOMMES	FEMMES
De 1 à 10 ans	23	9	14
« 10 — 20 »	26	13	13
» 20 — 30 »	231	62	169
« 30 — 40 »	1012	190	822
« 40 — 50 »	1975	339	1636
« 50 — 60 »	2108	488	1620
« 60 — 70 »	2067	598	1469
« 70 — 80 »	1315	398	917
« 80 — 90 »	335	62	273
« 90 — 100 »	26	4	22
	9118	2163	6958

Ne pouvant dire d'où vient le Cancer, quelle en est la véritable cause, je me bornerai à indiquer en peu de mots les causes secondaires et prédisposantes qui participent à son éclosion ou à son développement.

L'Hérédité. — Le professeur spécialiste James Paget dit que sur tous les malades examinés dans sa longue carrière, soit à sa clinique soit chez ses élèves passés maîtres à leur tour il en est arrivé à établir la statistique suivante :

« Sur une moyenne de 322 cancéreux il y en a 78 ou presque 1/4 dont les parents étaient atteints de la même affection sous une de ces variétés. »

Plus loin, revenant sur le chiffre de cette proportion il dit :

« Un tel chiffre ne peut que prouver indéniablement l'hérédité du Cancer, d'autant plus que le plus souvent plusieurs membres d'une même famille sont atteints de cette affection. »

La plupart des pathologistes, tous même pour mieux dire, ne mettent même plus en doute l'influence de l'hérédité sur la production des tumeurs malignes, et cette hérédité est soumise aux lois ordinaires : c'est-à-dire qu'elle peut laisser indème une génération, deux tout au plus, mais reparaît dans la seconde ou la troisième avec ses formes transformées, soit augmentées soit diminuées, en tenant compte du traitement suivi par l'ascendant malade, des soins prophylactiques donnés aux enfants, du genre de vie, des habitudes de milieu, des influences morales et d'éducation. En tout cas, quiconque a eu dans sa famille un cancéreux est sous l'influence d'une prédisposition plus ou moins accentuée.

Climat. — Le spécialiste qui s'est le plus occupé de l'influence du climat par le développement des tumeurs malignes le docteur Walshe prétend que les pays où on les rencontre le moins souvent sont ceux de l'Amérique du sud et de la côte ouest d'Afrique. Il explique cela en ces termes : « moins les habits sont lourds, plus les habitudes et les travaux appellent les habitants de longues heures en plein air, plus les habitations sont vastes et éloignées les unes des autres plus les mœurs sont simples, plus ces circonstances se trouvent réunies dans un pays chaud, moins on est prédisposé au cancer et aux tumeurs.

Le cancer semble suivre la civilisation comme les fourgons d'une armée en campagne. » En Angleterre on rencontre cependant plus de cancéreux dans les campagnes que dans les villes malgré les misères des travailleurs des grands centres ; en France au contraire, ainsi que l'a dit le docteur Walshe il y a beaucoup plus de cancéreux dans les grandes villes que dans les campagnes.

Sur 9,112 cancers observés à Paris pendant dix ans, nous avons pu établir le tableau suivant :

Utérus	2 996
Estomac	2 303
—	1 141
—	578
Rectum	221
Abdomen	188
Intestins	146
—	72
Figure	71
—	64
—	36
—	24
—	24
—	22
Testicules	21

—	16
Vagin	14
—	13
Anus	13
Œsophage	13
—	13
—	12
—	11
—	11
—	10
—	10
—	9
Thorax.	8
—	8
Glandes Thyroïdales.	8
—	7
Poumons.	7
—	7
Tête.	6

On a déjà parlé de la corrélation qui semblait
exister entre la tuberculose et l'infection cancéreuse. A mon opinion toutes les maladies débili-
tantes : phthisie, anémie, chlorose, etc., agissent
comme cause prédisposante en aidant l'évolution
des cellules cancéreuses. Si le malade atteint de
tumeur maligne n'a pas au début une de ces affections, le plus souvent elles se déclarent ou
plutôt se manifestent lors de la période cachexi-
que.

Dans la brochure dont j'ai parlé, je donnais le tableau suivant établi avec la plus scrupuleuse exactitude pendant mon premier séjour à Paris. — Les troubles moraux qui ont suivi les évènements de 1870 et 71 ont probablement fait augmenter le nombre moyen de ces affections; car, et j'insiste à ce sujet, les commotions morales apportent à la marche des tumeurs cancéreuses un élément de gravité très appréciable.

A tel point que, sans trop craindre d'être taxé d'exagération par mes collègues spécialistes je dis que :

Dans un grand nombre de cas, *un tiers environ* surtout chez les femmes, les premières manifestations des accidents cancéreux suivent de prés une violente commotion morale causée soit par la peur, soit par une peine profonde *inattendue.* Les douleurs lentes, comme celles que cause la perte d'un parent aimé, mourant d'une affection chronique et dont depuis longtemps on prévoyait la fin, ont beaucoup moins d'influence sur l'évolution morbide qui nous occupe.

*Tableau des mortalités causées par les
affections cancéreuses enregistrées
à Paris de 1865 à 1868.*

ANNÉES	HOMMES	FEMMES	CANCERS du SEIN	TOTAL
1865	494	761	143	1.389
1866	465	489	137	1.091
1867	430	529	119	1.098
1868	408	432	160	1.000
TOTAL	1.797	2.211	559	4.567

Cette statistique ne portant que pour quatre
années seulement prises au hasard, prouve que les
femmes sont beaucoup plus sujettes que les hommes
à l'affection cancéreuse et que chez la femme la
partie la plus souvent affectée est le sein.

Les principales tumeurs malignes ou pseudo-plasmes cancéreux sont désignés sous les noms qui suivent :

1° *Le Squirrhe*. Ainsi nommé parce qu'il est très dur, la trame est épaisse et serrée, le suc cancéreux est par conséquent rare ; beaucoup de chirurgiens l'on appelé cancer lardacé parce que dès qu'on l'incise on a la sensation manuelle et oriculaire du lard que l'on coupe ; ses parois incisés se recroquevillent.

Peu de vaisseaux circulent dans le squirrhe, c'est pourquoi les phénomènes inflammatoires sont lents ou rares (cachexie, ulcération). L'endroit qu'il affectionne est le sein, et comme cette tumeur est prédisposée à se refermer sur elle-même, elle attire la peau de dehors en dedans, de façon à former comme un godet plus ou moins bien circonscrit.

Il est rare que cette tumeur donne lieu à des hémorrhagies; si elles ont lieu, elles ne sont pas graves, n'étant dues le plus souvent qu'à des vaisseaux dévoyés ou de nouvelle et fausse formation.

L'Encéphaloïde qui siège surtout dans les glandes sous-cutanées ou internes (foie, testicules, etc.), diffère du cancer squirrheux en ce que la trame est plus lâche, plus voilée, en ce que la présence du suc cancéreux est beaucoup plus appréciable. Les tumeurs encephaloïdes sont extrèmement volumineuses, sillonnées de nombreux vaisseaux, leur marche est, par ce fait, plus rapide, elles s'ulcèrent facilement, donnent lieu à d'abondantes et fréquentes hémorrhagies, et, la surface d'absorption étant plus vaste, eu égard au nombre des vaisseaux, la cachexie est plus prompte que dans le squirrhe dont il n'est pas une période comme l'ont dit certains auteurs allemands, car, dès son début, il présente les mêmes symptômes, les mêmes propriétés et organisations anatomiques.

L'Epithelioma, une des manifestations cancéreuses les plus fréquentes et qui siège de préférence sur les membranes muqueuses de la peau. Il débute par une petite irritation à la surface de la peau ou de la muqueuse, irritation qui force à se gratter; la peau se raréfie autour de la petite tumeur commençante, donne issue à un suintement, il se forme une croûte qui à son tour, ulcère et irrite les parties environnantes; la peau recouverte du suintement irritant est prédisposée à la manifestation de la maladie cancéreuse. C'est pourquoi, surtout quand l'épithelioma siège à la lèvre, à la langue, au nez, son évolution est souvent très rapide et les désordres causés excessivement graves. L'épithelioma qui a commencé par la partie la plus externe ne tarde pas à envahir les parties plus profondes; alors il constitue un véritable danger.

Le cancer Colloïde ou Gélatinoïde (Mixomes). — Ces tumeurs affectent principalement les intestins et les organes de l'abdomen, leur évolution est lente et leur action morbifique est relativement moins grave que celle des tumeurs malignes dont nous venons de parler. Elles doivent leur nom à leur peu de consistance, le suc cancéreux étant en excès chez elles et la trame large, mince et lâche. Les noyaux cancereux que l'on y rencontre sont quelquefois très volumineux, mais ils sont moins nombreux que dans le squirrhe ou l'encephaloïde.

Le cancer Melané. — Ainsi nommé à cause de sa coloration noirâtre qui est due à la présence du pigment. C'est à tort que les pathologistes ont classé le cancer melané au nombre des variétés de cancer; sa coloration étant une affaire de hazard, de disposition, de rencontre, et ses éléments ne différant autrement que par la coloration des éléments constituant les cancers sans couleur, on ne doit pas

selon nous admettre le cancer melané, ce qualifi-
catif ne pouvant donner aucun renseignement sé-
rieux pour la diagnose, le pronostic et le traitement.

Somme toute le *Melané* n'est qu'une complication
sans importance d'un cancer.

Cancers ou tumeurs fibro plastiques. — Ces tumeurs siègent partout où il se trouve du tissu
cellulaire ou du tissu fibreux.

« Le plus souvent on les observe dans le tissu
cellulaire sous-cutané, sur le périoste, sur les apo-
névroses, sur les ligaments articulaires, sur les ci-
catrices et sur la dure-mère où elles sont connues
sous le nom de *Fongus* de la dure-mère »

Le diagnostic de ces tumeurs est très difficile ;
les médecins, même les plus expérimentés, après
avoir reconnu la nature de cette affection ne peuvent le plus souvent dire si elle sera bénigne ou
maligne ; c'est donc une de celles contre lesquelles
il faut agir le plus activement.

Cancer Villeux. — Très rare, on y trouve des
poils ou des cheveux, il a été souvent confondu
avec l'invagination de la peau.

Cancer Glaucoïde. — Variété encore plus rare,
dans laquelle le pigment mêlé au suc cancéreux
donne une teinte spéciale.

Cancer Osteoïde. — Variété de Cancer dans laquelle les éléments minéraux en circulation dans
le sang se localisent dans la tumeur et l'ossifient.

Ces trois dernières tumeurs cancéreuses sont très rares et ont même été discutées.

Cancer Héteradenique. — Décrit par Robin, formé par des filaments se comportant comme les acini des glandes, facile à confondre à première vue avec les fibro plastes.

Cancer des Os. — Osteo Sarcome. — Il est très difficile au premier abord de diagnostiquer la malignité des tumeurs qui affectent les parties osseuses; ce n'est bien souvent qu'après avoir tatonné, après avoir essayé des médications spécifiques (iode-mercure), que l'ont peut porter un diagnostic... et encore. Pour le chirurgien il n'y a pour ainsi dire qu'une preuve : *la non récidive.* Il est rare, en effet, que le *Cancer* des os amène l'inflammation des ganglions correspondants.

Cependant quand la tumeur osseuse est maligne, elle est lente à se développer, et la souffrance, est au commencement très supportable, mais après un certain temps les douleurs deviennent vives et fréquentes surtout la nuit.

Le diagnostic de ces tumeurs est plus facile à faire en théorie qu'en pratique.

Le Lipome est une tumeur formée par l'hyperplaies partielle du tissu cellulo-adipeux FORT.

Selon ses diverses positions, ses formes, ses adhérences, on a distingué dans les lipomes : les lipomes superficiels, profonds, infiltrés, séniles, pédiculés, isolés, symétriques, fibreux, circonscrits, enkistès, diffus, etc.

Quelquefois ils se rencontrent en si grand nombre chez le même individu qu'on a longtemps cru à une diathèse spéciale : la diathése lipomatique.

La place préférée par les lipomes est la région dorsale et la partie des membres du côté de l'extension. Cette tumeur est *indolore*, la couleur et la température de la peau sont normales. Souvent on a à la palpation le sentiment d'une fluctuation qui peut rendre la diagnostic très difficile.

Le lipome, qui est une tumeur bénigne, est facile à guérir seulement on a à craindre l'apparition de nouvelles tumeurs après l'ablation des premières.

Le cancroide est une tumeur maligne qui affectionne la peau et les muqueuses, elle est formée par hypergenèse morbide des éléments épithéliaux, c'est le *cancer Epithélial.*

Les cellules formées d'épithélium et qui sont aplaties et très nombreuses ne renferment pas toujours des noyaux, leur description est difficile à faire eu égard à leur aspect si variable quelquefois entre les cellules morbides on trouve des noyaux libres ou des *globes* épidermiques qui ne sont que l'enroulement des cellules. Les racines sont profondes, le siège primitif du mal est soit dans les papilles, soit dans l'épaisseur du derme, soit dans les différentes glandes de la peau.

Le plus fréquent des cancroïdes est papillaire, ce

qui n'a aucun intérêt au point de vue du traitement;
car, quelle que soit sa marche, il est toujours le
même, et après un certain temps il est impossible
de savoir quels sont les désordres primitifs ou
secondaires.

On le rencontre le plus souvent au nez, aux lèvres,
aux paupières, aux joues, aux parties génitales, à la
langue, au rectum et à la glotte. La période de début varie de quelques mois à quelques années; le
malade ne se plaint alors que de la présence d'un
bouton qui s'écorche facilement et d'où s'écoule un
peu de serosité sanguinolente.

Quand l'ulcération commence à paraître elle ne
tarde pas à prendre des proportions inquiétantes;
le liquide a une odeur fétide et est très abondant.

Le cancroïde est plus fréquent chez l'homme que
chez la femme et il atteint de préférence les personnes qui n'observent pas rigoureusement les
soins hygiéniques de propreté; certaines habitudes,
l'irritation causée soit par la pipe (surtout la pipe
courte en terre), soit par les dents cassées, les
dépôts de tarte au bord gongivaire, le phimosis en
sont les causes les plus fréquentes.

Il faut encore faire entrer en ligne de compte
certains travaux dans les épiceries, les greniers,
les fabriques de produits chimiques.

Le cancroïde mal soigné est grave et peut même
récidiver, mais comme les parties qu'il affecte
présentent ordinairement de grande difficultés aux

moyens opératoires et que les malades ne s'y rési-
gnent que trop tard, c'est la tumeur contre laquelle
on doit surtout employer les topiques et les remèdes internes.

ANALYSE CHIMIQUE

Par le docteur Théobald Werner, *Directeur de l'Institut polytechnique, Chimiste juré à Breslau (Allemagne).*

A. VIII. f. 48-49.

Il est un fait généralement connu et admis, qu'un sévère et consciencieux examen chimique de la quantité, la qualité et la composition rationnelle d'une fabrication, composée d'éléments organiques, est de donner au public une garantie suffisante sur l'efficacité et la composition non falsifiée de cette fabrication.

En partant de ce principe, M. le docteur G. Von Schmitt, de Moscou, m'envoya une bouteille bien fermée et scellée de ses armoiries, contenant de la teinture de Guaco, préparée d'après sa méthode, avec prière de l'analyser chimiquement, personnellement, et de donner, comme spécialiste, mon opinion libre et impartiale. En vertu de l'examen

chimique que j'ai fait moi-même, tant pour fixer
es quantités que les qualités, je suis à même de dé-
clarer cette teinture comme un extrait alcoolique
concentrée de la véritable plante de *Micania
Guaco*, principale variété du Guaco déjà célèbre
au XVIe siècle, préparée d'une manière rationnelle
et conformément aux règles de la science.

Le docteur G. Von Schmitt est parvenu à réu-
nir dans la teinture précitée, d'après une méthode
qui lui est particulière, tous les éléments efficaces
que contient cette plante sous une forme de solution concentrée. Les effets remarquables du Guaco
sont suffisamment connus dans la pratique pour
que je me borne, comme représentant de la science
chimique, à publier simplement les faits ci-dessus
énoncés.

L'examen fait me donne le droit d'indiquer cette
teinture comme un progrès réel et nouveau dans
la *materia medica*.

*Le Directeur du Laboratoire analytique chimique
de l'Institut polytechnique.*

Docteur THÉOBALD WERNER,
Chimiste assermenté.

LABORATOIRE ANALYTIQUE ET CHIMIQUE

Du Directeur Docteur Théobald Werner, *de l'Institut polytechnique, Chimiste assermenté, Breslau.*

B. IX, fol. 50-58.

Le docteur G. Von Schmitt, de Moscou a préparé et mis en vente un onguent, sous le nom *d'Emplastrum Guaco*, dont les substances sont tirées, d'après une méthode étudiée et expérimentée aux Indes par le docteur lui-même, de la plante-mère du Guaco, généralement connu depuis le XVIe siècle. L'extrait de ce végétal, mêlé à des matières oléagineuses et balsamiques, forment l'onguent de Guaco, qui se présente de deux sortes, ne différant que par leur degré de force, et qui s'emploien avec succès contre les maladies cancéreuses et les affections qui s'y rapportent. J'ai examiné dans mon laboratoire les deux onguents ; dans l'intérêt de l'hygiène publique et en vertu des résultats de cet examen chimique, je suis autorisé à donner le jugement qui suit et qui est en tout conforme à l'exacte vérité. L'emplâtre Guaco contient toutes les matières efficaces qui ont établi la réputation universelle du médicament nommé Guaco ; ces matières en sont extraites de la manière prescrite par la science. Ces extraits ont été mêlés d'une façon extrêmement ingénieuse et scientifique avec des baumes et des corps gras végétaux, l'emplâtre ne contient aucun ingrédient acide ou narcotique et, par suite de sa qualité chimique, il peut être conservé indéfiniment sans subir aucune altération. Autant qu'il m'est permis de le croire, c'est le docteur G. von Schmitt qui a eu le premier l'honneur d'offrir au public, qui l'a bien accueillie, cette préparation reconnue et adoptée par les principaux médecins. Je peux recommander chaleureusement 'emploi de cet emplâtre.

Le Directeur du Laboratoire analytique et chimique de l'Institut polytechnique,

Docteur Théobald Werner,

Pour beaucoup de mes confrères et surtout pour le public je passe pour faire de mes préparations de Guaco une sorte de remède secret.

Il m'est facile de réduire à néant cette imputation.

Voici d'ailleurs deux rapports que j'ai envoyés à M. le Ministre de la guerre; ces rapports ont été imprimés à de nombreux exemplaires et distribués aux médecins de l'armée, dans les hôpitaux et connus dans la Presse.

A Monsieur le Ministre de la Guerre

et

A Messieurs les Membres du Conseil de Santé des Armées françaises.

RAPPORT

du Docteur G. von Schmitt sur les propriétés le Guaco.

La Mikania Guaco ou Huaco-Eupatorium satureiœ folium L. (Eupatoriacées, selon certains auteurs, Astéroïdées, selon d'autres), appartient à un genre de plantes dont on trouve dans l'Amérique centrale, l'Amérique du sud et les Indes Occidentales, une soixantaine de variétés qui sont indifféremment livrées dans le commerce sous le nom de Guaco.

Depuis les temps les plus reculés, les habitants des pays où croît cette plante, et principalement et plus anciennement encore, s'il est possible, ceux de la Colombie, de l'Inde centrale, de la Malaisie et les riverains du Magdalena, employaient le suc du Guaco pour soigner les plaies causées par la morsure des serpents venimeux. Actuellement, ils se frictionnent dans ces cas avec le produit des feuilles distillées dans l'eau-de-vie ou avec le suc mêlé de rhum.

Les résultats heureux presque toujours obtenus quand on emploie à temps ces préparations, son cause que les Indiens professent pour le Guaco une vénération profonde. Aujourd'hui, ils ne s'en servent pas seulement dans le traitement des plaies venimeuses, mais encore contre les ulcères de mauvaise nature : la syphilis, les tumeurs malignes, les affections de l'estomac, des intestins, du foie et des reins.

Le docteur Mutis, de Santa-Fé, fit le premier scientifiquement connaître les propriétés du Guaco, ses opinions furent confirmées par les travaux de De Humboldt et de Bonpland. Fauré trouva dans les tiges et les feuilles de cette plante une substance résinoïde amère : la Guacine. Vicenti Gomez l'employait contre la syphilis, Harvkingo contre la rage et dans le traitement des rhumatismes.

Dans le commerce, on substitue souvent au Guaco des tiges d'Aristolochées ou de Pareira brava.

Suivant Guibourt, les plantes fortement aromatiques que l'on a employées sous le nom de Guaco, appartiennent toutes au genre Aristolochia, et celle qui forme encore la majeure partie du Guaco commercial est l'A cymbifera, connue au Brésil sous le nom de Milhomeus.

Dufresnoy de Vorrepierre, dit qu'on applique le nom de Guaco à une sorte de convolvulus, à une Aristoloche et à une Composée.

J'ai observé attentivement toutes les plantes de ces familles, leurs variétés et leurs espèces, et j'ai toujours remarqué que les propriétés curatives se rencontrent plus actives dans la variété qui se distingue par une couleur toute spéciale, d'un jaune verdâtre, presque brun.

Dès le XVIᵉ siècle, le Guaco fut employé par les médecins d'Europe, selon les données imparfaites recueillies aux Indes par les médecins qui y avaient accompagné leurs expéditions.

Mutis, Ker Porter, Mentoza et bien d'autres, avaient une foi complète dans ses propriétés médicinales ; Chabert et Pritchard l'employaient contre le choléra ; Pavola et Gomer nous apprennent que ie Guaco fait perdre au virus syphilitique sa force de contagion.

Maintenant que j'ai donné en quelques mots, l'historique du Guaco, je dois dire comment je l'emploie et dans quelles circonstances il m'a toujours rendu les plus grands services à moi et à ceux de mes collègues qui l'ont appliqué selon mes indications.

Mes principales préparations de guaco, celles qui peuvent être utiles dans l'ordre d'idée de ce rapport sont :

1° L'emplastrum de Guaco,

2° La teinture.

Après de nombreux tâtonnements je me suis décidé à former l'emplâtre qui fait la base de mon traitement avec la teinture de Guaco, de la ceruse, des matières grasses et du camphre.

La teinture de Guaco que j'emploie est celle qui, faite dans les pays mêmes où croît la plante, avec des feuilles choisies traitées par l'alcool, me présente les plus grandes garanties de bonne préparation et de conservation pour ainsi dire indéfinie. Je me suis entendu avec des commerçants de l'Inde néerlandaise de façon à pouvoir me procurer à bref délai les quantités suffisantes de cet extrait dans les meilleures conditions de bon marché et de fabrication.

Selon les cas on emploie l'emplâtre seul ou la

teinture, dans d'autres cas on se sert simultané-
ment de ces deux médicaments.

L'emplâtre de Guaco appliqué sur une blessure
faite par exemple avec un instrument tranchant
permet au sang de se coaguler et, comme il est
très adhésif et excitant, une plaie franche se réunit
par première intension après une ou deux appositions de cet emplâtre.

Si l'instrument avec lequel a été faite la plaie
était sale ou contaminé d'un poison ou virus morbide animal, l'usage de l'emplâtre et quelques
gouttes de teinture de guaco à l'intérieur suffisent
pour en combattre la nocuité.

La gangrène n'envahit aucune plaie pansée avec
mes emplâtres de Guaco et même si on les applique
sur des bourgeons douteux ou de mauvaise nature,
on les voit avant peu disparaître pour faire place à
une cicatrisation normale.

Cette application empêche encore l'infection
purulente, l'absorption du pus, la mauvaise nature
du pus est changée par le contact avec le Guaco.

Une plaie recouverte de cet emplâtre n'a pas à
craindre les complications que l'on rencontre trop
souvent dans les encombrements de blessés, de
malades ou bien encore d'hommes sains, dans un
espace trop étroit.

Les douleurs diminuent dès qu'on l'a appliqué
et disparaissent quelquefois même complétement
quelques heures après.

Cette dernière propriété de l'emplastrum de Guaco, je l'ai toujours observée et fait observer dans les nombreux cas où j'ai eu à soigner les malades atteints des affections les plus douloureuses. Certains cancers par exemple qui ne permettaient pas aux patients de prendre quelques instants de repos. Après un premier pansement, les malades pouvaient dormir d'une façon presque normale et déclaraient d'eux-mêmes avec surprise, ne plus souffrir ou n'endurer que des douleurs très supportables.

La composition de l'emplâtre de Guaco permet de s'en servir avec efficacité en remplacement des cataplasmes dans tous les cas d'inflammation de furoncles, d'abcès, de bubons, etc. et sera seul employé dès qu'on l'aura expérimenté d'une façon suffisante. Pour le traitement des affections charbonneuses des pustules causées par la piqûre d'animaux venimeux ou servant seulement de véhicule à un poison, virus ou venin pompé ou trouvé en dehors d'eux.

Un des grands avantages pratiques de cet emplâtre c'est qu'il est mou et s'applique bien plus facilement et plus exactement que tous les sparadraps sur les surfaces blessées, sa composition d'ailleurs a été presque universellement reconnue comme une des meilleures dans ce genre.

La teinture de guaco employée pure donne lieu à quelques légers accidents, pour y remédier ou plutôt pour obvier à cet inconvient, je l'associe à la combinaison connue sous le nom d'élixir de longue vie, dont je supprime l'aloës.

Le guaco ainsi qu'il a été dit dans les quelques lignes qui précèdent a été employé par de célèbres praticiens contre la rage, les affections d'estomac et d'intestins, les rhumatismes.

On ne peut lui contester son action salutaire dans la fièvre jaune, le choléra, la syphilis, le traitement des cancers, des caries des os et ulcères de mauvaise nature.

Toutes les propriétés que je viens de citer sont indiscutables et véritablement on ne sait pourquoi ce médicament précieux, connu et mis à juste titre en honneur dans la pharmacopée européenne dès le seizième siècle est tombé en désuétude et en oubli, à tel point que sans les manuels spéciaux et les ouvrages considérés comme complets, on ne le cite que pour ainsi dire à titre de renseignement.

Gomilla, Cavanillas, Lamark, Humboldt et Bompland, Mutis, Gomer, Ker Porter; Mentoza, Pritchard, Chabert et Pavola ont fait des études approfondies de cette plante, moi-même, depuis plus de douze ans que je suis revenu de l'Inde. J'ai écrit tant en France qu'en Russie et en Angleterre, de nombreux ouvrages qui ont un instant éveillé l'attention des savants, mais pas aussi complétement que je l'avais désiré.

J'ai appliqué, dès 1868, le Guaco avec succès à

Paris, sous les yeux de MM. Maisonneuve, Nélaton et bien d'autres.

A Moscou, le prince Dolgarukoff, gouverneur général de Moscou et dix médecins de l'hôpital constatèrent en 1876, les heureux résultats obtenus par le Guaco dans des cas désespérés, alors que les médecins et chirurgiens en étaient réduits à ne plus donner aux patients que des consolations.

A Saint-Pétersbourg, à Simeneoskoffske Militar Hospital, le médecin en chef, conseiller d'état actuel, Oscar Heyffelder, le médecin général Weinberg, eurent à enregistrer les mêmes succès dans des cas aussi désespérés.

Tout dernièrement encore, je faisais voir au docteur Frébault, député de Paris une malade qui, après avoir subi deux opérations dans les hopitaux de Paris, malade qu'il connaissait depuis longtemps, et qu'il croyait morte, se porte admirablement bien pour sa position (cancer du rectum) après quelques mois de traitement par le guaco.

Je pourrais citer nombre de noms célèbres dans l'art médical, sous l'œil exercé desquels j'ai opéré de semblables cures.

Je suis persuadé, ainsi que tous ceux qui ont été à même de l'apprécier, de l'efficacité du Guaco. C'est pourquoi je réclame de Monsieur le ministre et des membres du Conseil de Santé la possibilité de démontrer ce que j'avance.

Pour cela, il suffirait que, sous la surveillance de

qui l'on jugerait bon, l'on m'autorisât à donner mes soins à des malades ou blessés se trouvant dans les conditions où le Guaco peut leur être utile.

En outre, j'ai l'honneur de proposer à Monsieur le Ministre et au Conseil de Santé des tubes faciles à loger dans le moindre coin d'une poche, contenant un rouleau d'emplâtre suffisant pour un premier pansement.

Je ne crois pas devoir insister sur les circonstances où ce premier pansement entre les mains de tous, pouvant être appliqué même par le plus maladroit, peut rendre des services.

Paris, 15 septembre 1879.

Le Docteur G. VON SCHMITT

141 *bis*, AVENUE DU TROCADÉRO,

PARIS

Paris, le 10 Octobre 1879.

Monsieur l'Intendant, sur la demande qui m'en a été faite, j'ai autorisé M. le Docteur Von Schmitt, (Avenue du Trocadéro, 141 bis), à soumettre à l'examen du Conseil de santé, un rapport sur les propriétés du *Guaco*, plante dont il recommande l'emploi dans les hôpitaux et ambulances.

Le Conseil de santé des armées m'a fait connaître

que l'énumération faite par M. le Docteur Von Schmitt, des conditions dans lesquelles le Guaco peut-être utile aux malades, est si considérable qu'il y aurait lieu de l'inviter à la restreindre, pour que le Conseil puisse examiner sérieusement sa demande et y répondre ainsi qu'il conviendra.

Je vous prie de vouloir bien faire notifier cette disposition à M. le Docteur Von Schmitt.

Recevez, etc...

Le Ministre de la Guerre.

Pour M. le Ministre, et par son ordre,

Le Directeur,

Signé COHLOMNIER.

COPIE

Copie conforme notifiée à M. le Sous-Intendant Mʳᵉ Bonnaventure, pour avis et exécution.

Paris, le 11 Octobre, 1879.

Pour l'Intendant Militaire,

Le sous-Intendant Mʳᵉ délégué,

Signé MACQUIN.

Copie conforme notifiée à Monsieur le Docteur Von Schmitt. — Paris, le 13 Octobre 1879.

Pour M. Bonnaventure, en mission,

Le sous-Intendant M^{re} délégué,

Signé CONNEAU.

(L. S.)

Deuxième Rapport du Docteur G. Von Schmitt.

A

Monsieur le Ministre de la guerre et à Messieurs les Membres du Conseil de santé.

MESSIEURS,

Vous m'avez fait prier de restreindre les applications du Guaco sur les propriétés duquel j'ai eu l'honneur de vous soumettre un rapport.

Je maintiens mon dire sur l'efficacité de cette plante préparée selon ma méthode, dans tous les cas que je vous ai soumis; mais puisque vous me demandez de spécifier et de restreindre, je vous affirme, Messieurs, que l'emplâtre de Guaco tel que je l'emploie, permet aux plaies les plus mauvaises d'aspect et de nature, ainsi qu'aux contusions, de se cicatriser plus rapidement que par aucun autre procédé thérapeutique; surtout si ces plaies sont des plaies de guerre. L'inflammation des glandes et des lymphatiques, quelle qu'en soit la cause, diminue et disparaît après quelques appositions de mon emplâtre; mais toujours, dans tous les cas la douleur disparaît immédiatement ou diminue d'une façon très sensible.

Je n'ai pas d'ailleurs à vous faire connaître la spécificité du Guaco qui est cité et analysé dans tous les ouvrages de pharmacopée.

Je vous le répète, Messieurs, je serais heureux de mettre en pratique ma méthode dans un de vos hôpitaux sous votre savante surveillance et j'espère que vous voudrez bien prendre ma demande en considération.

Veuillez,

Messieurs,

Agréer mes respectueuses salutations,

D^r. G. Von Schmitt.
141 *bis*, Avenue du Trocadéro.

Parmi les nombreux témoignages médicaux qui m'ontété donnés je reproduis seulement les quelques-uns qui suivent :

CHER COLLÉGUE,

J ai recommandé votre méthode à M. Deshotel. Il souffre d'un cancer de la mâchoire inférieure. Je vous attends demain, à deux heures précises, à l'hôpital de St-Jean-Baptiste, rue Oudinot.

Paris, 1868.

Tout à vous,

NÉLATON,

Je souffrais depuis six ans d'une tumeur ulcéreuse à la lèvre inférieure, pour laquelle j'ai consulté plusieurs confrères célèbres de Saint-Pétersbourg, mais qui ont été impuissants à soulager mes souffrances intolérables. J'eus recours aux préparations de Guaco du Dr G. Von Schmitt qui m'enlevaient aussitôt les douleurs, et au bout de quatre mois je fus complètement rétabli. En outre, j'ai eu occasion d'observer plusieurs personnes haut placées qui ont été guéries; entre autres le Grand-Veneur de la Cour impériale de Russie, ce dont le baron de Lieven a fait la constatation.

Dans l'intérêt de l'humanité souffrante et de la science je crois de mon devoir recommander publiquement les préparations au Guaco du D^r. Von Schmitt contre le cancer, la nécrose, le croup, les fistules, les plaies, douleurs aux articulations, catarrhes de l'estomac et des instestins, etc.

Saint-Pétersbourg, août 1874.

Dr A. DE WELNBERG,
Conseiller d'Etat actuel et Commandeur.

Depuis un an j'ai fait des observations très suivies sur la méthode de traitement du Dr G. Von Schmitt, et l'efficacité de ses préparations de Guaco contre le cancer, les catarrhes de l'estomac et des intestins, les maladies des glandes lymphatiques, du foie, de la rate et autres organes de l'abdomen. J'ai acquis ia conviction que les remèdes en question sont extrêmement efficaces, aussi je les recommande aux malades et aux médecins.

Moscou, 1877.

Dr G. STROBINDER,
Assesseur de collège.

Ayant suivi et observé de près les cures faites par les préparations au Guaco du D^r. Von Schmitt, je déclare que ces remèdes sont les plus efficaces et les meilleurs contre le cancer, le croup, les plaies, les fistules, les catarrhes de l'estomac et des intestins, et autres maladies semblables.

Le 15 Novembre 1874.

Dr KUHLEWEIN,
Conseiller d'État actuel et Chevalier,
Inspecteur médical.

Après avoir observé des malades pendant six mois au cabinet médical du Dr G. Von Schmitt, 'ai acquis la conviction que les préparations au Guaco de ce médecin sont très-efficaces contre les maladies cancéreuses, les affections de l'estomac et des intestins, des maladies des glandes lymphatiques, les plaies et tumeurs, la nécrose, les fistules, etc. Je conseille donc aux malades atteints de ces maux, ainsi qu'à mes confrères appelés à leur donner des soins, de recourir à ces remèdes avec pleine confiance dans le succès.

Saint-Pétersbourg le 14 avril 1875.

Dr F. BLUM,
Conseiller de Collège et Chevalier.

16 juillet 79,

MON CHER CONFRÈRE

Vous avez eu la bonté de me charger de toutes les opérations chirurgicales qui pourraient être accessoires aux malades qui séjournent dans votre maison de santé.

Veuillez en recevoir mes remerciements, j'espère que grâce aux bons soins dont vous entourez vos malades nous n'aurons à enregistrer que des succès.

Recevez, cher confrère, l'assurance de mes sentiments dévoués.

Dr MAISONNEUVE.

MON CHER COLLÈGUE

Persuadé de l'efficacité de vos procédés, je me fais un plaisir d'entrer dans votre maison de santé au même titre que M. Maisonneuve.

Comptez donc sur moi à partir de ce jour.

Dr. FREBAULT.
Député de la Seine.

Notre regretté romancier, Alexandre Dumas, que j'avais guéri à mon dernier voyage à Paris, en même temps que M. le Consul Général de France, à Jérusalem, M. de Barreyer et le fils du rédacteur en chef du Lloyd's new paper, me fit tenir ces quelques lignes.

Au Dr G. Von Schmitt.

CHER MONSIEUR

Je reconnais avec le plus grand plaisir que le Dr G. Von Schmitt m'a guéri d'une ulcération cancéreuse de la langue qui résistait aux traitements les plus énergiques. Après quinze jours du traitement du Dr G. Von Schmitt, l'amélioration était tellement sensible et visible que la guérison n'était plus douteuse. Aujourd'hui elle est complète depuis cinq mois.

Vitam Impendere vero, 8 nov. 1868.

A. DUMAS, père.

107, boulevard Malesherbes.

Voici les opinions émises par principaux journaux scientifiques :

DU GUANO ET DE SES PROPRIÉTÉS MÉDICINALES

Il est des médicaments qui ont de singulières destinées. Vantés tout d'abord outre mesure, présentés comme constituant de véritables panacées, et ne pouvant alors, en ce cas, réaliser entièrement toutes les espérances qu'on avait fondées sur eux, ils ne tardent pas à tomber dans un oubli immérité. Tel est le Guaco.

Quand on ouvre une pharmacopée française, on voit que le Guaco est employé avec succès, non-seulement pour annihiler le venin des serpents les plus dangereux, mais aussi contre les érysipèles gangréneux, les ulcères et les plaies de mauvaise nature, les sécrétions pathologiques, etc. (Littré et Robin).

Dans son *Manuel de matière médicale et de thérapeutique*, le professeur Bouchardat dit que le docteur Gomez a reconnu que le Guaco employé à l'extérieur est « un excitant puissant; qu'il modifie les tissus, favorise la cicatrisation et possède, pour amener ces résultats, une action plus puissante qu'aucun des moyens connus. On peut encore

'employer contre le charbon, les pustules vario-
leuses du visage, etc. »

Bouchut et Després lui reconnaissent les mêmes
propriétés.

Malgré les vertus curatives dont elle est douée,
cette plante est encore aujourd'hui rarement employée, du moins en France, car dans le Nouveau
Monde, et en particulier dans les Indes, on a pour
elle une vénération presque divine. Dans ces pays
ce n'est point seulement contre la morsure des
reptiles venimeux qu'on a recours à elle, mais
aussi contre les plaies cancéreuses, les tumeurs
malignes, et à l'intérieur dans le traitement de
certaines affections du foie et de l'estomac.

Si nous en jugeons par une brochure qui vient
de nous être adressée et qui nous a suggéré les
réflexions qui précèdent, un savant médecin de
New-York, M. le docteur Von Schmitt, vient de se
donner la tâche de réhabiliter, ou pour mieux dire,
d'introduire parmi nous cette merveilleuse plante.

Comme médecin de marine à Batavia et à Bornéo, en Chine et au Japon, notre confrère a eu
fréquemment l'occasion d'observer les remarquables effets thérapeutiques du Guaco contre certains états morbides que l'on considère généralement en Europe comme étant au-dessous des ressources de l'art. Persuadé alors que ce remède
était appelé à combler une lacune dans notre matière médicale, il se livra à une étude approfondie

du Guaco ; et c'est le fruit de ses recherches qu'il désire faire connaître en France après l'avoir fait à Moscou.

Dans le travail que nous avons sous les yeux, M. le docteur Von Schmitt relate plusieurs intéressantes observations de plaies présentant tous les caractères du cancer épithélial et qui ont été assez promptement guéries par l'usage du Guaco. Depuis longtemps déjà l'auteur de ces lignes a été, du reste, à même de constater la réelle efficacité, de cette préparation contre les ulcères syphilitiques, les ulcères variqueux, les écoulements vaginaux ou uréthraux, etc.

La partie active du Guaco paraît résider dans une matière qui en a été extraite et à laquelle a été donné le nom de Guacine. Cela paraît résulter des expériences de M. Von Schmitt, dont les préparations obtiendront, nous l'espérons, en France, les mêmes succès qu'elles ont en Russie, en Allemagne, en Autriche et en Amérique, depuis longtemps déjà.

Dr DONETER

EXTRAIT

Du Journal hebdomadaire médical de Vienne,
n° 27, 6 juillet 1878.

Parmi les remèdes qui, dans les derniers temps, ont attiré l'attention générale, il faut placer le Guaco qui, de différents côtés, a été recommandé contre les maladies cancéreuses et la carie des os. Bien qu'il serait présomptueux de vouloir s'attendre à un remède infaillible pour la guérison radicale de ces terribles maladies dans toutes leurs formes, on peut affirmer que les résultats obtenus par l'application du Guaco sont tellement favorables qu'ils méritent d'attirer l'attention de tous. Nous trouvons ces résultats dans un grand nombre de descriptions de maladies contenues dans une brochure qui vient de paraître à Vienne, sous le titre: « Préparations de Guaco, leurs propriétés et effets, avec la manière de s'en servir, contre les maladies cancéreuses, les plaies de toutes espèces, carie des os, tumeurs, etc, par le Dr G. von Schmitt. »

C'est après avoir expérimenté et étudié pendant plus de dix ans le Guaco comme médecin de la marine en Chine, au Japon, à Batavia et dans l'île de Bornéo que le docteur s'est décidé à en faire l'application en Europe. L'emploi de Guaco est

surtout bon à recommander aux patients qui redoutent l'opération et en présence desquels les
praticiens demeurent perplexes, quand les souffrances augmentent et surtout quand l'infiltration
générale paraît rendre inutile une opération locale
comme ne répondant pas au but, mais on peut
aussi l'essayer dans le cas où une opération paraît
être utile, et on trouvera alors que, dans plusieurs
cas, l'effet se produit et l'infiltration locale disparaît.

EXTRAIT

du Journal |Universel médical de Vienne, n° 30,
23 juillet 1878.

—

Préparations de Guaco du Docteur Von Schmitt,
à Moscou.

Le nombre des remèdes recommandés contre la
formation des tumeurs malignes se compte, il est
vrai, par légions, et les médecins qui pratiquent
ont bien souvent déja fait les plus tristes expériences avec ces remèdes nouveaux. Mais, au point de

vue théorique, il parait juste, malgré cela, de rechercher les moyens par lesquels ou pourrait arrêter la putréfaction de cellules si singulières toutes locales à l'origine, et bientôt si terribles pour tout l'organisme. Mais la possibilité de la guérison du cancer existe. Et, en effet, on a vu assez souvent des divisions (absorptions) spontanées et la guérison complète après une opération.

- Il est du devoir de chaque médecin de ne négliger aucune expérimentation pour obtenir cette guérison.

Le Dr V. Schmitt, a pu, pendant plusieurs années, observer l'action salutaire de ses préparations de Guaco contre la carie des os, le cancer, la gangrène; l'inflammation des glandes, etc. Toutes les hostilités auxquelles il fut longtemps exposé ne suffisent point — au contraire — pour faire oublier ces préparations, qui, tantôt ici, tantôt là, ont démontré d'une manière remarquable leur efficacité. Si le professeur Langenbeck atteste aussi qu'il a enlevé la diathèse cancéreuse en éloignant à temps et assez tôt une tumeur maligne; si on est parvenu de nos jours à opérer la membrane muqueuse du rectum, ou, si on parvient à inciser la partie vaginale utérine avec la membrane muqueuse du Vagin, et si on obtient une guérison complète, pourquoi alors paraîtrait-il impossible de prouver qu'une plaie cancéreuse ouverte à la langue, constatée comme telle par les premiers chirurgiens, a été guérie par les préparations de Guaco?

Pourquoi s'abandonner au Nihilisme complet dans la thérapeutique, quand à côté de déceptions, on a aussi obtenu des résultats positifs?

Le Guaco provient de la Micania-Guaco. C'est un remède très ancien qui conquit ses lauriers dès le XVIe siècle. Mais un mérite incontestable est celui d'avoir attiré de nouveau sur lui l'attention des médecins de tous les pays, et d'avoir donné de nombreuses préparations par lesquelles le Guaco peut être employé d'une manière répondant au but proposé. Le Guaco se trouve dans la pharmacie sous forme de teinture et d'emplâtre pour qu'on puisse facilement l'employer selon l'urgence et la nature du mal. Nous croyons que dans tous es cas on doit toujours en faire l'expérience.

EXTRAIT

*Du Journal Hygiène et Economie publique, n° 14,
15 juillet 1878, sur les préparations de Guaco,
ses qualités et vertus, ainsi que la manière de
s'en servir contre le cancer, la carie des os, etc.*

La science médicale ne marche pas toujours de pair avec l'art mécanique, c'est-à-dire la science pratique. Bien qu'il puisse paraître étonnant et presque incroyable, nous voyons pourtant, et souvent, qu'au moment où la science médicale fait un progrès remarquable en théorie, elle rétrograde dans la pratique. Et, par contre, il arrive moins souvent, que la science pratique fait un grand progrès tandis que la science théorique sommeille, suit l'autre en boitant, ou bien même la perd tout à fait de vue. Les observations que nous venons de faire se sont surtout manifestées pendant ces derniers temps dans l'établissement de la diagnose et le traitement pratique du cancer et des maladies cancéreuses. Il n'y a que quelques dizaines d'années qu'à la suite d'un examen pothologique-anatomique on avait abandonné toute tentative de traiter cette maladie, considérant la guérison de la cause de cette maladie comme impossible ou acclamant pour cela des opérations chirurgicales. On voyait donc ici la théorie suivre d'un pas en arrière la pratique, comme cela a été prouvé par des tentatives, heureuses d'abord, et la réussite complète ensuite dans le traitement de la maladie cancéreuse. Maintenant, nous avons devant nous une preuve du contraire par l'introduction des préparations de Guaco par le Dr G. von Schmitt, dans la thérapie du cancer, de la carie des os et des maladies analogues. C'est là un progrès sensible que nous avons à constater dans l'art pratique de la médecine, dont la science médicale pourrait nous rester devoir encore longtemps une explication théorique et raisonnée.

Ces médicaments ne doivent pas être seulement recommandés aux personnes qui redoutent une opération, mais aussi à ceux qui ont déjà subi l'opération pour faire cesser les souffrances et prévenir une récidive.

Paris-Auteuil. —Imprim. des Apprentis-Orphelins. — Roussel. 40, rue La Fontaine.

9 782329 163581